AF509758

RAPPORT

SUR LES

INOCULATIONS DE PLEUROPNEUMONIE ÉPIZOOTIQUE

Dans le nord de la France,

D'après le système du docteur WILLEMS,

Par une Commission mixte de la Société centrale de médecine et du Comice agricole de Lille.

M. LOISET, rapporteur.

MESSIEURS,

Le lourd tribut imposé à l'agriculture depuis plus d'un tiers de siècle, par la pleuropneumonie épizootique de l'espèce bovine, a pris, dans le Nord de la France, les proportions et le caractère d'une véritable et persévérante calamité; aussi, la recherche des moyens de conjurer les éventualités ruineuses que ses ravages font incessamment peser sur une partie importante de la richesse rurale, est-elle devenue une haute question d'intérêt public, en même temps que le sujet d'une légitime préoccupation de la part des cultivateurs menacés ou compromis dans leur fortune par le fléau.

(*) Cette Commission était composée de MM. Demesmay, agronome-manufacturier; Bajeux, propriétaire-cultivateur; Gosselet et Canissié, docteurs en médecine; Charles, Pommeret et Loiset, vétérinaires, ce dernier était rapporteur.

Dans ces dispositions , l'annonce des résultats obtenus de l'inoculation anti-pleuropneumonique , inventée par le docteur Willems, ne pouvait manquer d'avoir beaucoup de retentissement et de provoquer de nombreuses expérimentations tendantes à fixer définitivement l'opinion sur la valeur pratique de la nouvelle méthode prophylactique.

Sur divers points du département du Nord et dans une partie de celui du Pas-de-Calais , il s'est rencontré des hommes d'intelligence et de dévouement, qui sans se concerter , et en suivant les indications écrites par M. Willems, ou publiées par lui dans les journaux , se sont livrés , chacun séparément , à des essais d'inoculation préventive : d'un autre côté, sous l'inspiration d'un agronome distingué, une commission a été constituée de concert entre la Société centrale de médecine et le Comice agricole de Lille, à l'effet , non-seulement de réunir et de centraliser ces travaux isolés, mais encore et surtout de les contrôler par de nouvelles études expérimentales. Cette commission, qui m'a chargé d'être son organe, a trouvé dans l'accomplissement de sa délicate et laborieuse mission , chez MM. Vallois, fabricant de sucre indigène, Ferdinand Béghin , brasseur, tous deux à Thumesnil, d'ardents et zélés coopérateurs qui ont généreusement abandonné leurs grands et beaux troupeaux à toutes les conséquences des diverses expérimentations jugées de nature à élucider les questions à résoudre : c'est grâce à leur concours désintéressé, pour lequel nous déposons ici nos témoignages de gratitude , qu'il nous a été possible d'apporter quelques faibles lumières nouvelles sur cet intéressant sujet de prophylactique.

Mais avant de faire connaître les résultats de nos investigations, et pour rendre l'intelligence du sujet plus facile, nous en ferons précéder l'exposition , d'une courte annotation historique de l'inoculation considérée comme moyen de combattre les épizooties en général, et plus particulièrement l'épizootie bovine régnante.

C'est vers le milieu du siècle dernier, qu'à l'imitation de ce qu'on avait déjà pratiqué sur l'espèce humaine, relativement à la *petite vérole*, l'inoculation fut tentée pour la première fois en Angleterre par *Dodson*, *Layard* et *Bewley*, dans le but de préserver les animaux contre l'action meurtrière du typhus contagieux du gros bétail : la nouvelle méthode préservative se répandit d'abord en Hollande par l'initiave de l'illustre Camper, sous l'influence duquel elle pénétra bientôt après en Belgique et en Allemagne. Ce ne fut qu'en 1775, que le célèbre *Wicq d'Azyr* l'essaya en France, et qu'elle passa de là dans le midi de l'Europe. Plus tard, enfin, une application heureuse, et qui reste définitivement acquise à la science, en fut faite pour combattre les ravages de la *clavelée* du mouton.

L'opération dont il s'agit a été suggérée par cette pensée que dans toutes les maladies contagieuses qui n'attaquent qu'une seule fois durant la vie, il y a avantage réel à préférer la transmission artificielle qui permet de choisir et de préparer les circonstances pour une issue heureuse, plutôt que d'attendre les effets des moyens naturels de propagation du mal.

Il n'est pas douteux que ce ne soit là aussi le point de départ des idées du docteur Willems, dans l'application qu'il a voulu faire de l'inoculation pour lutter contre la pleuropneumonie épizootique de l'espèce bovine.

Le procédé employé par le médecin belge consiste à plonger dans la sérosité muscoso-sanguinolente exprimée des poumons de bêtes pleuropneumoniques, la lame d'un instrument à double tranchant, et à l'insérer par deux piqûres à l'extrémité de la queue, vers la naissance du *toupillon*. Le choix de tout autre liquide tels que la bave, le mucus nasal, le sang n'a pas donné de résultats satisfaisants, et est resté communément de nul effet. Le lieu de l'insertion de la matière inoculée est aussi de la plus haute importance; des accidents graves et même très-fréquemment mortels, sont survenus quand elle a été portée au garrot, aux naseaux, aux parties latérales du cou, ou sur les diverses régions du corps autres que celle désignée.

Il ne se manifeste après cette opération aucun changement
local avant quinze jours, trois et même quatre semaines ; c'est
alors qu'apparaît, dans le pourtour des piqûres, un engorgement
douloureux, plus ou moins rénitent ou œdèmateux, souvent
surmonté de pustules cutanées, et accompagné de tuméfaction
des glandules lymphatiques situées à la base de la queue : ces
phénomènes qui ont une durée de huit à dix septenaires sont
rarement suivis de suppuration; les plaies exsudent une humeur
séreuse qui se dessèche, durcit et forme des croûtes dures et
épaisses : dans quelques cas exceptionnels, des foyers, dits par
congestion, se créent dans l'épaisseur des tissus.

Le plus ordinairement , aucun trouble bien marqué ne se
produit dans la santé , tant que les lésions restent étroitement
limitées; mais il y a réaction fébrile, abattement, perte d'appé-
tit , rareté des sécrétions quand le gonflement et la tension
deviennent considérables, se propagent vers l'attache de la queue
et gagnent de proche en proche les parties limitrophes.

Dans ce cas, la gangrène est imminente et frappe consécuti-
vement une portion plus ou moins étendue de l'appendice caudale,
qui se sépare lentement et finit par tomber : le sphacèle envahit
même parfois la croupe, le fondement, les régions supérieures
des cuisses et occasionne d'autres désorganisations intérieures
qui conduisent à une mort infaillible. Mais, chose remarquable
pourtant, les altérations nécroscopiques restent alors concentrées
dans les viscères abdominaux; et jamais les organes de la poi-
trine ne présentent les caractères anatomo-pathologiques spé-
ciaux à l'épizootie bovine. Suivant les temps et les lieux , on
peut estimer de 1 à 2 p. 0/0 (1) la proportion des animaux
pour lesquels l'opération a une issue aussi funeste.

Tous les sujets ne sont pas également aptes à contracter les
effets caractéristiques de l'inoculation; on avait d'abord annoncé

---

(1) Ce chiffre a parfois été beaucoup plus élevé, dans les essais faits en Hollande, à l'école vétérinaire de l'état, il est arrivé jusqu'à 15 p. 0/0.

que les très-jeunes animaux s'y montraient complètement réfractaires ; plus tard , on a reconnu qu'ils offraient seulement
une résistance plus grande à leur action, et l'on a calculé,
en Belgique , qu'il n'y avait sur les veaux qu'une inoculation
efficace sur quatre, tandis que chez les animaux adultes, cette
proportion était de deux sur trois. Le nombre des cas d'inertie
inoculatrice s'est beaucoup amoindri dans le Nord de la France,
puisque chez certains inoculateurs , et particulièrement chez
M. Decrombecque, de Lens, et chez M. Cogez, de Thumeries,
ils paraissent avoir été tout-à-fait annulés par les réinoculations. On avait encore admis que le bétail ayant contracté la
pleuropneumonie , cessait après la guérison d'être inoculable ;
mais l'expérimentation a démontré que les phénomènes qui résultent de l'insertion morbide, pouvaient se développer dans ce
cas de la même manière que sur le bétail resté pur de l'affection épizootique.

Enfin, il arrive exceptionnellement, que le travail propre à
l'inoculation se développe simultanément avec le travail de la
pleuropneumonie, dont les phénomènes marchent ainsi, de pair
sans se confondre: dans cette coïncidence , des désordres considérables se manifestent à la partie inoculée, en même temps
que l'acte morbide des poumons avance vers une terminaison
funeste.

Tels sont succinctement les faits les plus saillants, dépouillés
de toute interprétation théorique et placés en dehors de toute
conséquence prophylactique, qui résultent de l'ensemble des
nombreux essais tentés en Belgique, en Hollande et dans quelques points de la région nord de la France pour appliquer les
procédés d'insertion morbide inventés par le docteur Willems :
Ils constituaient la base des connaissances acquises concernant
l'inoculation anti-pleuropneumonique, lorsque la commission médico-agricole de Lille put entrer en fonctions : nous tenions
à les constater parce qu'ils établissent la large et légitime
part que nos prédécesseurs ont prise à l'élucidation de la

question qui nous était soumise, et parce qu'en outre, ils précisent avec exactitude et concision le point de départ de nos travaux.

Une chose nous a particulièrement frappés dans l'histoire que nous avons tracée de l'inoculation , appliquée à la prophylaxie des affections réputées contagieuses, elle consiste dans la différence fondamentale de son action morbide comparée dans les diverses affections contre lesquelles elle a été préventivement employée et dont les principales sont, ainsi que nous l'avons déjà mentionné, le *typhus*, la *clavelée* et la *pleuropneumonie*.

L'introduction d'une humeur quelconque, provenant d'un bœuf atteint de typhus, faite sous l'épiderme ou sous la peau d'un animal sain , provoque des symptômes et des lésions identiques à ceux qui constituent l'essence même de la maladie dont est affecté le premier, et qui résulteraient d'ailleurs de l'absorption naturelle de cette humeur par les voies digestives, pulmonaires ou cutanées.

Dans l'insertion opérée de la même manière, du liquide recueilli sur les pustules de moutons claveleux, on reproduit également des phénomènes exactement semblables à ceux qui avaient donné naissance à la matière inoculée.

Mais il n'en est plus de même dans l'inoculation pleuropneumonique ; non seulement le mouvement pathologique qu'elle fait naître change de siége, et ne retentit jamais dans l'organe pulmonaire, point initial du mal, il présente encore en outre des différences de forme , qui rendent plus qu'incertaine l'identité de sa nature avec celle de l'affection primitive dont on a tiré le produit inoculable.

Relativement aux deux premières affections, il y a action spécifique évidente ; on peut suivre la génération du produit morbide virulent, s'en servir à la façon des réactifs chimiques, et en obtenir une similitude parfaite d'effets. Dans le dernier, au contraire, on voit bien, il est vrai, une matière animale introduite dans l'économie, y occasionner des dérangements plus ou moins graves, mais on cesse de trouver cette filiation si fidèle qui est l'apanage ou le caractère univoque des *virus*.

En présence de propriétés aussi dissemblables , nous avons compris que l'invention proposée par le docteur d'Hasselt , reposait vraisemblablement moins sur une inoculation virulente, proprement dite, que sur une inoculation purement septique et qu'il devenait ainsi d'une très-grande importance, afin de juger ce qu'on est en droit d'en attendre, de déterminer tout d'abord expérimentalement dans laquelle de ces deux catégories il convenait de ranger le résultat de l'opération.

Pour remplir cette tâche et la suivre avec toutes les précautions qu'elle pouvait réclamer, nous avons arrêté que des inoculations seraient simultanément faites, les unes avec la sérosité provenant des poumons de bêtes malades, les autres avec du sang d'animaux sains, mais auquel on aurait laissé subir une fermentation putride plus ou moins avancée.

Ces expériences comparatives dans lesquelles on s'est efforcé de rendre autant que possible toutes les circonstances égales , sont reproduites dans le tableau que nous ajoutons plus loin à notre rapport; elles peuvent se résumer dans les faits suivants :

Commencés le 25 décembre dernier, nos essais ont été faits dans les étables de MM. Valois et Béghin, de Thumesnil, et Fournier, de Canteleu, sur une population bovine précédemment décimée par la pleuropneumonie, s'élevant à un total de 143 têtes. Pour écarter toute objection, on s'est attaché à suivre les prescriptions de l'auteur de la découverte du moyen de préservation dont il s'agissait de constater l'efficacité.

82 inoculations ont été pratiquées :

dont 53 avec le liquide morbide pulmonaire,

et 29 avec le sang d'une origine pure de toute suspicion pleuropneumonique, mais ayant subi une putréfaction plus ou moins avancée.

Les effets locaux provoqués par ces deux sources si différentes de matières à inoculation, ont été tellement semblables, dans toutes les phases, les conséquences, et la durée de leur développement, qu'il serait impossible à l'observateur le plus habile de tracer aucune ligne de démarcation susceptible de les séparer d'après leur origine. Ainsi, même tuméfaction œdémato-phlegmasique dans l'une et l'autre insertion; mêmes phénomènes secondaires du côté des ganglions lymphatiques; enfin, mêmes suites et complications gangréneuses à l'appendice caudal ou aux régions qui lui servent d'attache, et dont l'envahissement entraîne parfois une fin funeste et prochaine.

On devait supposer que dans les inoculations septiques, l'état relatif d'avancement de la fermentation putride devait exercer une influence sur la gravité de leurs résultats; c'est ce que nous avons constaté directement par l'expérience. A cet effet, le sang dont nous nous sommes servis, préalablement défibriné, a été exposé dans un lieu frais à une température de 10 à 12 degrés :

1.º Pour les premiers essais, pendant une période de 8 jours, il n'exhalait alors qu'une faible odeur de décomposition;

2.º Dans des essais subséquents son séjour fut porté à 15 ou 16 jours; ses émanations commençaient à devenir incommodes;

Enfin, 3.º dans les derniers essais, 24 à 25 jours de fermentation putride, faisaient échapper du liquide des produits gazeux infects.

Les conséquences de ces inoculations ont généralement été proportionnelles aux degrés d'altération subie par la matière inoculée. Toutefois dans chaque série d'expériences, l'intensité d'action locale a beaucoup varié et s'est montrée tantôt faible, d'autres fois très-énergique. Mais à travers les oscillations communes à toutes ces catégories d'insertions septiques, on reconnaissait un accroissemment très-sensible des effets morbides correspondant à une décomposition plus avancée du liquide absorbé, lesquels effets se traduisaient plus particulièrement en augmentant le nombre et l'intensité des accidents gangréneux provoquant la chute de la queue. La progression suivie a été d'environ $^1/_{10}$, $^1/_3$ ou $^3/_4$ de mortifications candales, suivant la putridité croissante des inoculations exécutées dans les trois ordres d'expérimentations qui viennent d'être indiquées.

Dans l'ensemble de ces mêmes expérimentations nous avons aussi rencontré beaucoup moins de sujets réfractaires aux troubles pathologiques provoqués par l'inoculation : sur les vingt-neuf insertions de sang altéré, deux seulement n'ont rien produit; tandis que sur les cinquante-trois inoculations du liquide pulmonaire morbide, il s'en est montré huit.

La conclusion la plus générale et la plus immédiate à tirer des essais comparatifs qui viennent d'être analysés, peut être formulée de la manière suivante :

Dans les inoculations pratiquées d'après la méthode du docteur Willems, le travail pathologique local ou général produit par l'absorption de liquide extrait de poumons d'animaux pleuropneumoniques est de la plus parfaite similitude avec celui résultant de l'insertion, sur le même lieu et par le même procédé, du sang d'animaux sains, mais altéré par la fermentation putride (1).

Cette apparente identité d'action n'implique pourtant pas que ces deux sortes d'inoculations doivent se comporter absolument de la même manière, relativement aux propriétés préservatives qu'elles peuvent avoir sur l'épizootie bovine qu'on a l'intention de combattre : ici l'expérience est seule en droit

------

(1) Déjà la Commission d'inoculation antipleuropneumonique de Bruxelles, à l'occasion des corpuscules microscopiques jouissant d'un mouvement moléculaire découverts, disait-on. dans les poumons affectés de l'épizootie et dans le derme d'animaux inoculés, a constaté, par l'organe de M. le professeur Gluge :

« 1.° Que la pleuropneumonie épizootique ne possède pas de produits anatomiques caractéristiques appréciables au microscope;

« 2.° Que le produit inflammatoire de l'inoculation ne se distingue d'aucun *autre produit d'inflammation par des caractères anatomiques.* »

de se prononcer et c'est elle que nous allons laisser parler en relatant les faits qui se sont déroulés sous nos yeux.

Des quatre-vingt-deux inoculations comparatives reprises dans le tableau que l'on trouve plus loin et qui ont été accomplies et suivies par la commission, soixante-douze seulement ont donné, ainsi que nous l'avons déjà annoncé, des signes positifs, considérés comme rendant valable l'opération : sur ce nombre, onze cas de pleuropneumonie épizootique se sont déclarés du vingt-troisième au cinquante-deuxième jour après l'insertion : cinq ont été guéris et six sont morts ou ont été abattus comme incurables. Voici comment ils se sont répartis suivant la nature de la matière insérée :

Inoculés avec succès par la sérosité pulmonaire, **45** *animaux* dont 8 ont été atteints de pleuropneumonie; **4** guéris; **4** morts ou abattus.

Inoculés avec succès par le sang putréfié, **27** *animaux* dont 3 ont été atteints de pleuropneumonie; **1** guéri; **2** morts ou abattus.

La première conséquence à déduire des chiffres très-significatifs que nous venons d'enregistrer, c'est qu'aucune des deux méthodes d'inoculations essayées comparativement, ne constitue un moyen préventif absolu contre les attaques de l'épizootie bovine régnante.

Reste pourtant à déterminer si l'une ou l'autre, ou toutes deux n'ont pas exercé une influence heureuse pour mettre obstacle à l'extention du mal sur les animaux demeurés sains; sous ce rapport, les deux modes d'inoculation que nous avons expérimentés se montrent sensiblement sur le pied d'égalité, mais les présomptions qui résultent de ce rapprochement, acquièrent plus d'importance encore quand on consulte les circonstances qui ont accompagné les faits. C'est pour cette raison que nous allons les analyser rapidement.

La répartition des insertions putrides a été très-inégalement faite entre les trois exploitations, siéges de nos expérimentations; dans l'une, on n'y a soumis que moins du cinquième des animaux inoculés, et la maladie y a poursuivi depuis six mois ses ravages avec la même intensité qu'elle avait avant qu'on y eût adopté l'invention du docteur Willems. Dans les deux autres établissements agricoles, la proportion des inoculations de sang putréfié à celles morbides, a été, dans un cas comme 1 : 2, et dans l'autre, comme 2 : 1. Toutes deux sont pourtant restées pures pendant le dernier semestre, de toute atteinte de pleuropneumonie.

Ainsi, là où la préservation a été nulle, l'insertion putride n'a figuré que par un chiffre relativement très-minime, tandis que dans l'occurence de préservation complète, elle entrait pour un ou deux tiers des inoculations; on ne saurait donc, d'après ces observations, attribuer moins de pouvoir préventif à l'absorption du sang putréfié qu'à l'absorption du liquide provenant de poumons malades de l'épizootie et comme au point de vue séméiologique, elles se sont montrées parfaitement semblables; peut-être devrait-on déduire que l'un et l'autre mode d'inoculation ne constituent qu'une seule et même intoxication septique locale?

Telle serait du moins la conclusion essentielle du travail comparatif entrepris préparatoirement et incidemment par la commission, si les faits sur lesquels elle s'appuie se trouvaient confirmés par d'ultérieures expérimentations; alors le problème prophylactique posé par le docteur Willems prendrait une autre base; il cesserait de se rattacher à la théorie des affections virulentes et rentrerait dans la catégorie des médications purement septiques restées jusqu'ici, sinon inconnues, du moins sans emploi, en thérapeutique ou en prophylactique.

Mais de quelque source que procède l'action résultant de l'inoculation proposée par le médecin d'Hasselt, la question principale que nous ayons reçu la mission de résoudre, réside évidemment dans l'appréciation de son degré d'efficacité, comme moyen pratique de diminuer les dommages causés à l'agricul-

TABLEAU RÉCAPITULATIF des Inoculations anti-
de la Commission

NOMS DES PROPRIÉTAIRES DES BESTIAUX.	INOCULATIONS TOTALES.		Suivies d'effets locaux jugés suffisants.	Effets jugés insuffisants et douteux.	Accidents qui en ont été la suite.	
					Chûte plus ou moins complète et par gangrène de la queue.	Morts
MM. Vallois, de Thumesnil . .	82 {	exécutées avec la sérosité pulmonaire morbide. 53	45	8	5	»
Béghin, de Thumesnil . .		exécutées avec le sang putréfié. 29				
L. Fournier, de Canteleu.			27	2	10	»
Decrombecque , de Lens.	500	avec la sérosité pulmonaire.	(a) 500	»	(b) »	(c) 10
Gogez, de Thumeries . .	35	Idem.	35	(c) »	1	»
Roubaix, (7 exploitations), inoculations faites par M. Chieus.	62	Idem.	56	6	12	1
Rousseau	6	Idem.	5	1	3	»
Mazure,(inoculations faites dans 39 exploitations) .	305	Idem.	276	29	155	6
Hamoir, de Sauthain. . .	255	Idem.	61	194	3	»
TOTAUX . . .	1245		1005	240	189	17

*pleuropneumoniques faites ou centralisées par les soins
médico-agricole de Lille.*

NOMBRE				OBSERVATIONS.
de cas où après l'inocu-lation la pleuropneumonie s'est produite.			DE JOURNÉES depuis l'inocu-lation jusqu'à l'apparition du mal.	
Guéris.	Morts.	TOTAL.		
4	4	8	25 à 38	Dans deux cas , il est arrivé que la queue s'est déta-chée au niveau ou presqu'au niveau de la base. Des soins énergiques et assidus ont seuls écarté le danger de mort.
1	2	3	29 à 34	
»	4	*(d)* 4		
»	»	»		
	(f) 2	2	32 à 38	
»	»	»		
4	9	*(g)* 13	7 à 45	
»	2	2	7 à 18	
9	23	32		

(a) Un certain nombre d'animaux se sont montrés réfractaires à une première et même à une seconde ino-culation : M. Decrombecque ne mentionne pas qu'il en soit aucun qui ait résisté à ses réinoculations.

(b) Le nombre de cas où l'appendice caudale est tombée par gangrène n'a pas été relevé, mais il est considérable.

(c) L'élévation du chiffre des pertes est attribuée à la température élevée de la période durant laquelle ont été faites les inoculations

(d) Dans deux sujets , M. Decrombecque suppose que la maladie était en incubation quand ils sont arrivés chez lui : chez les deux autres, les effets de l'inoculation avaient parfaitement suivi toutes leurs évolutions.

(e) M. Cogez a progressivement substitué l'engrais-sement du mouton à l'engraissement de l'espèce bovine , en sorte que les animaux inoculés se sont rapidement écoulés et n'ont pas eu de remplaçants.

(f) L'une de ces deux bêtes avait été inoculée par ce qu'on appelle virus secondaire.

(g) L'inoculateur attribue l'apparition de la pleuro-pneumonie sur ces 13 sujets , à l'insuffisance des effets locaux de l'inoculation.

ture par l'épizootie bovine; sous ce rapport, nous ne pouvons nous dissimuler que les essais tentés directement par la commission, ne comportent aucune conclusion définitive, soit en faveur, soit contre la méthode préconisée.

Mais il nous reste à examiner d'autres documents chiffrés, résultant des renseignements que nous avons centralisés et que nous avons consignés dans le même tableau ci-contre dont nous avons déjà scruté quelques éléments.

Les inoculations exécutées d'après le système de l'inventeur belge et relevées par nous sont au nombre de 1245 dont 1005 ont été suivies d'effets locaux jugés devoir être efficaces préventivement, et 240 dont l'action a été douteuse ou insuffisante.

Sur cette quantité totale, nous avons à mentionner comme part directe et exclusive de l'opération employée préservativement les désastres suivants :

1.° Animaux morts des progrès de la gangrène à la queue 17, ou environ 2 p. 0/0.

2.° Animaux mutilés par la mortification plus ou moins étendue de la queue 189, ou environ 15 p. 0/0.

Malgré la vertu antipleuropneumonique attribuée à l'inoculation, l'affection épizootique a sévi sur 32 sujets inoculés dans le délai de 7 à 45 jours ou plus : 9 sont guéris et 23 ont succombé avec les lésions anatomiques si caractéristiques du mal: c'est une perte équivalente à $1 \frac{1}{2}$ p. $^0/_0$.

Il convient de faire remarquer pourtant, que sur plus d'une victime, on a soupçonné que les germes de l'affection pulmonaire pouvaient avoir été antérieurs à l'inoculation, et que chez d'autres, on a prétendu que l'inoculation était restée sans travail efficace, ce qui restreindrait très-sensiblement le nombre de cas non-contestés où la maladie se serait développée après l'insertion valable de sérosité pleuropneumonique.

En présence de ce qui précède, et surtout quand on descend à l'étude de tous les détails, on trouve que les faits sont encore si contradictoires, se rattachent à des périodes d'observations relativement si courtes; la maladie, elle-même abandonnée à son cours naturel, est si capricieuse et les inconvénients et les dangers inhérents à l'inoculation si formels; qu'il y aurait de la témérité à se prononcer immédiatement sur ce qu'on est en droit d'espérer de l'innovation proposée, avant surtout que des bases plus solides d'appréciation nous soient acquises par de nouveaux travaux; en attendant, nous pouvons pourtant constater, dès à présent, de l'aveu de tous les expérimentateurs, que le champ ouvert par le docteur Willems aux espérances des cultivateurs est moins vaste qu'il n'était d'abord apparu aux esprits impartiaux; nous ajouterons que l'insuccès a découragé plusieurs zélateurs, que d'autres plus heureux, après avoir vu le mal disparaître de leurs étables, redoutent pourtant les revers attachés à l'opération préservative elle-même, et s'abstiennent de toute inoculation pendant les six ou sept mois de température élevée de la belle saison de nos climats; en sorte que, par suite du concours de toutes ces circonstances, nous éprouvons la crainte d'être interrompus ou retardés dans nos investigations, pour mettre la dernière main à l'œuvre qui nous a été confiée.

Cette prévision nous détermine à scinder et à détacher du rapport général, que nous nous proposons de faire ultérieurement, un compte-rendu de nos premiers pas faits dans l'étude de la délicate et laborieuse question qui nous a été déférée, et qui, dans le moment actuel, peut se résumer provisoirement par les propositions suivantes :

1.º Comme en Belgique et en Hollande, les inoculations exécutées sur divers points du département du Nord et du Pas-de-Calais démontrent que l'insertion à la queue des bêtes bovines et l'absorption de la sérosité provenant de poumons atteints de lésions pleuropneumoniques, n'ont pas conjuré, sur une certaine proportion d'animaux, l'invasion, les désordres et les conséquences funestes de l'épizootie régnante du gros bétail.

2.º Le procédé opératoire dont il s'agit provoque lui-même

des accidents et des dangers chez les animaux qui le subissent : les uns entraînent la mortification et la chûte totale ou partielle de la queue; les autres la mort par la propagation de proche en proche des phénomènes gangréneux.

3.º La sérosité pulmonaire morbide n'agit pas de la même manière que les virus, c'est-à-dire en produisant une maladie identique à celle qui lui a donné naissance; son action ne diffère en rien de celle résultant de l'insertion du sang putréfié et semble conséquemment bien plutôt se rattacher à une absorption purement septique.

4.º L'influence précise exercée sur l'action désastreuse de la pleuropneumonie épizootique par l'inoculation telle que la pratique le docteur Willems, reste encore entourée de doutes et d'incertitudes, qui ne peuvent être dissipés qu'en élucidant par l'observation et l'expérience, plus complètement qu'on ne l'a fait jusqu'à présent, les termes nombreux d'une question aussi complexe.

Lille. Imp. de Lefebvre-Ducrocq.

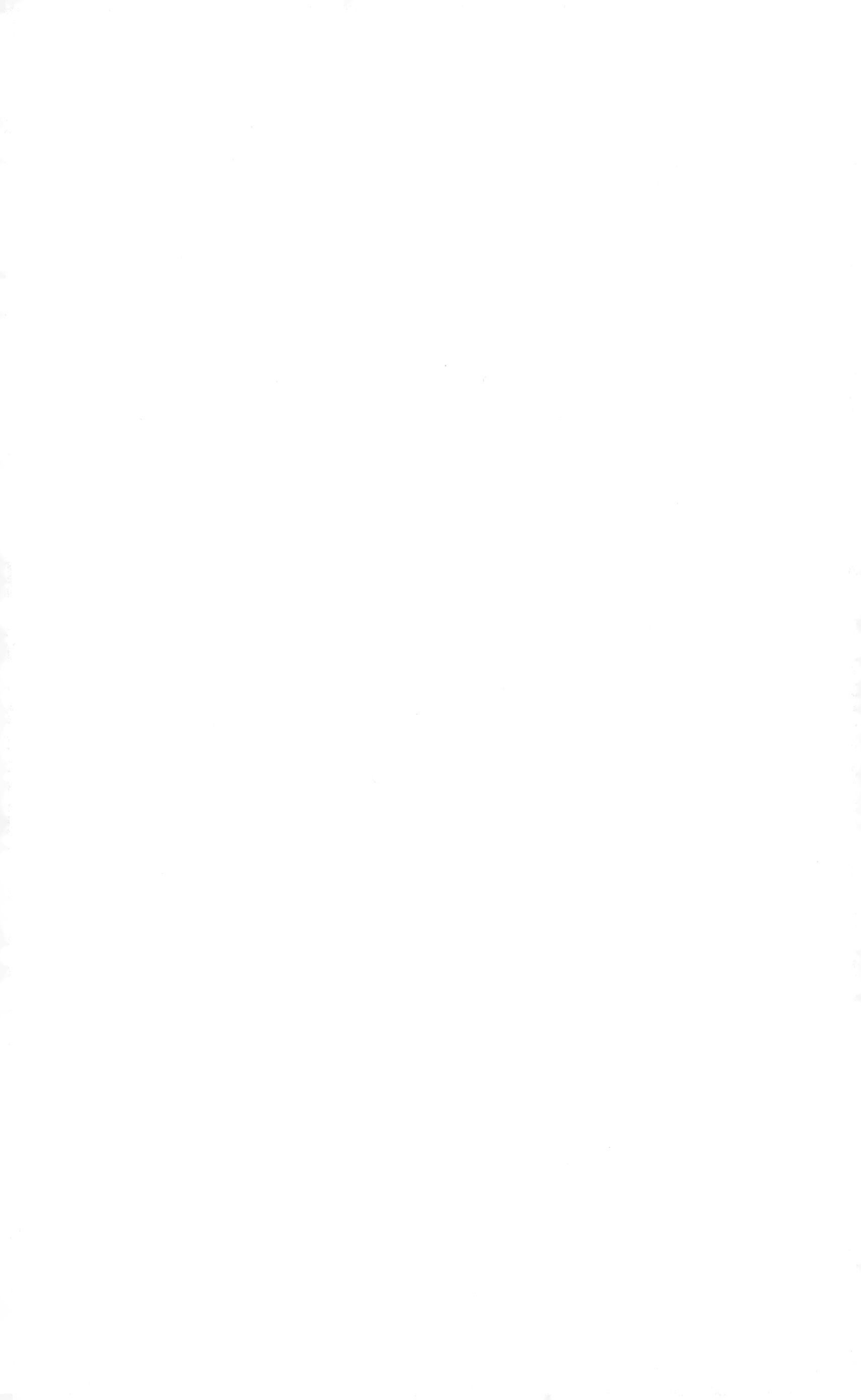